FAUT-IL FUMER?

Par M. le Docteur ALEXANDRE.

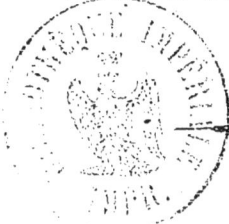

————⧟————

MÉMOIRE LU A L'ACADÉMIE D'AMIENS.

(Séance du 26 Mars 1869).

AMIENS, IMPRIMERIE DE E. YVERT,
rue des Trois-Cailloux, 64

—

1869

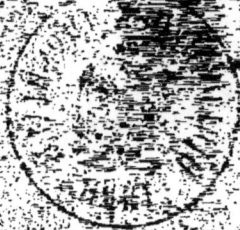

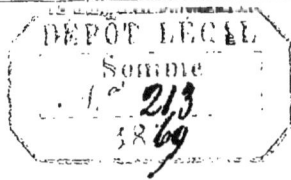

FAUT-IL FUMER?

Par M. le Docteur ALEXANDRE.

Mémoire lu à l'Académie d'Amiens dans sa Séance du 26 mars 1869.

Messieurs,

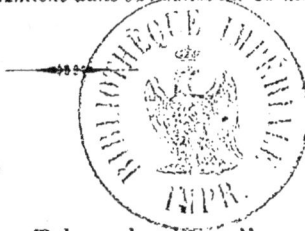

« *Faut-il fumer ?* » Tel est le titre d'un piquant mémoire que *la Revue britannique* du mois de mai 1868 a emprunté à *l'Atlantic Monthly,* revue américaine, mémoire que l'auteur, se disant fumeur corrigé, signe avec les seules initiales Th. L.

Je n'ai pu résister au désir de vous faire l'analyse et la critique tout à la fois de ce travail, pour payer ma dette réglementaire. Mais, me pardonnerez-vous, Messieurs, de venir vous parler du tabac pour la troisième fois ? J'ai osé l'espérer en considérant l'importance d'une question à laquelle s'appliquent de plus en plus les médecins et les gens de bien de toutes les nations qui ne s'aperçoivent que trop que les masses ont toujours, et en toutes choses, besoin de tutelle.

« Je me suis dit plus d'une fois (c'est l'auteur qui
« parle), que certaines gens avaient bien raison de
« fumer : ces manœuvres, par exemple, qui tra-

« vaillent de l'autre côté de la rue. Le métier n'a
« rien de fort agréable dans la mauvaise saison,
« quand, pour être à la besogne à sept heures du
« matin, il faut se lever une heure avant le jour.
« Je vois d'ici, (c'est à New-York que la scène se
« passe) un ouvrier âgé qui demeure à quatre kilo-
« mètres de l'édifice qu'il aide à construire. Il était
« debout à cinq heures et demie pour déjeuner à
« six ; à six heures et demie il a pris l'omnibus
« pour venir en ville, emportant son diner dans une
« gamelle de fer-blanc. A peu près vers le temps
« que les plus diligents lecteurs de cette revue
« commencent à songer qu'il ne serait pas mal à
« propos de quitter le lit, le manœuvre monte à
« l'échelle avec sa première charge de mortier. A
« midi le premier coup de cloche de l'église St-
« George, qui sonne avec une lenteur si remarqua-
« ble, lui rend sa liberté, et il s'en va chercher sa
« gamelle. Dans les journées très-froides, il a eu
« soin de l'envelopper de sa veste pour empêcher
« son diner de geler. Dans une journée moins rude
« tous les manœuvres portent leurs gamelles dans
« quelque coin bien abrité, exposé au soleil, pas
« trop loin de la construction ; ils s'assoient sur de
« belles planches, et font sans se presser leur repas
« de viande froide et de pain. L'humble festin ter-
« miné, notre manœuvre tire son noir brûle-gueule
« pour fumer sa pipe de midi. Quelle jouissance !
« Quel régal ! c'est une sorte de somnolence volon-

« taire, peut-être même une heure de vrai sommeil
« inconscient d'où il sort reposé pour porter sur son
« épaule pendant cinq autres heures le poids de
« l'auge. »

« Qui oserait refuser à ce pauvre homme ce luxe
« si peu coûteux ? Laissons-lui sa pipe : elle le con-
« sole surtout le soir dans son taudis dont l'air
« malsain est corrigé par la fumée qui empeste les
« appartements du riche· »

« Ce luxe unique de la pipe, dit encore l'auteur:
« sur le pied d'une dépense quotidienne de sept
« centimes environ, est l'heureux équivalent de
« toutes les richesses que l'or peut acheter. Vérité
« concevable pour qui fume ou a fumé, mais vérité
« après tout.... Tokai, Champagne, potage à la tor-
« tue, gibier et autres friandises ne valent point la
« pipe du pauvre manœuvre... »

Voilà, il me semble, le plaisir du fumeur bien
analysé, bien compris dans la sensation agréable,
qu'y trouve l'organe du goût d'abord, et dans ce doux
repos, cette somnolence volontaire, provoqués par le
tabac, repos, somnolence auxquels disposait déjà la
fatigue. N'est-ce pas là ce que nous vous disions en
1857, dans une lecture contre l'abus du tabac?
Notons en passant que notre auteur n'est pas médecin,
et que c'est le simple bon sens, sans l'aide de connaissances physiologiques, qui l'a conduit où nous
sommes arrivé

Qui croirait maintenant qu'après s'être rendu si

facilement raison du plaisir que le manœuvre éprouve
à fumer, après s'être dit que « s'il y a un homme au
« monde qui soit autorisé à fumer, c'est notre vieil
« aide-maçon » et après s'être demandé s'il a raison
de fumer, l'auteur répond par la négative, malgré
toute la sympathie qu'il se sent pour lui ? Voici son
raisonnement. « Un premier reproche à faire à sa
« pipe, c'est qu'elle tend à le rendre content de
« son sort. Ce contentement est une honte. Un
« homme jeune n'est point déshonoré pour porter
« une auge de maçon, car il est juste qu'un robuste
« garçon gagne sa vie en travaillant. Mais l'auge du
« maçon sied mal à un homme en cheveux gris.
« Quand nous voyons, n'importe où, dans la libre et
« vaste Amérique, un homme qui a dépassé la cin-
« quantaine soulever un lourd fardeau ou subir
« n'importe quelle tâche salariée qui ne demande
« ni adresse ni intelligence, nous sommes persuadé
« d'avance qu'il doit y avoir contre lui vice ou
« paresse.... »

Et un peu plus loin : « L'usage de la pipe est une
« des choses qui distinguent le manœuvre résigné à
« son sort, du manœuvre qui aspire à passer apprenti
« maçon au printemps prochain. Voyez-vous là bas
« cet ambitieux qui lit après dîner son numéro du
« *Sun*, au lieu de s'engourdir dans les nuages sopo-
« rifiques de la pipe ? C'est lui peut-être qui soumis-
« sionnera un jour pour la construction d'un pont
« sur la rivière de l'Est, à peu près vers le même

« temps que son vieux camarade s'en ira au
« cimetière dans un cercueil de charité. »

Messieurs, quoique nous ayons dit, un jour ici
même, en parlant de l'abus du tabac, que cet abus
en diminuant peu à peu l'intelligence chez certains
hommes pouvait les conduire à la misère, nous trouvons
trop absolu le jugement de l'auteur à l'endroit du vieux
manœuvre et de ses pareils. Il s'en faut de beaucoup
que la misère chez les gens âgés soit toujours l'effet,
comme il le dit, de quelque vice ou de la paresse.
Vivre en société est-ce bien la condition naturelle de
l'homme ? L'état social peut-il exister sans l'inégalité
des conditions, c'est à dire sans la richesse, sans de
grandes et petites fortunes, sans la pauvreté. sans la
misère même ?

Non, puisqu'il n'en a jamais été autrement dans
aucune société, de quelque temps et de quelque lieu
qu'elle fut. La nature a donc dû dans ses prévisions,
et nous voyons là quelque chose de providentiel.
elle a dû inventer mille causes, et chaque jour elle
en crée de nouvelles, pour faire des riches et
des pauvres, pour faire des pauvres qui deviennent
riches et des riches qui deviennent pauvres : et si
l'on sait aujourd'hui fort bien que l'abrutissement
par l'abus du tabac peut parfois être une cause qui
conduit à la misère, il faut reconnaître qu'il en existe
une foule d'autres. L'auteur le reconnaît lui-même
un peu plus loin lorsqu'il dit : « Sans doute il y a des
« hommes vigoureux et entreprenants qui fument,

« des hommes lourds et sans initiative qui ne fument
« pas » etc. Mais voici sa conclusion. « Que si cet
« aide-maçon a tort de fumer, quel homme a raison
« de se livrer à pareille pratique ? » Nous n'irons
pas plus loin sans taxer notre écrivain d'exagération,
car encore une fois l'usage du tabac ne ruine pas
tout le monde, ni ne rabaisse l'intelligence chez tous
ceux qui le pratiquent. N'oublions pas ce que nous
disait l'auteur il n'y a qu'un instant, de douces et
peu coûteuses jouissances qu'y trouvent les pauvres
ouvriers. Et puis, Messieurs, pensons-y bien : un usage
qui s'est répandu si vite et si loin, qui dure depuis
plus de deux siècles, en augmentant au lieu de se
perdre, un tel usage a sa raison d'être, et il faut
traiter avec lui comme avec une puissance et non
comme avec un faible ennemi que l'on espérera
vaincre.

Nous sommes donc bien loin de dire avec l'auteur
que : « fumer est un crime de lèse civilisation, » et
vous penserez comme nous qu'il tombe encore dans
l'exagération lorsqu'il ajoute : « nous ne savons pas
« bien positivement si l'homme de l'avenir boira du
« vin ou s'il sera ennemi juré de tous les spiritueux :
« mais il est sûr qu'il ne fumera pas. Rien n'est
« plus certain ». Et sur quoi donc fonde-t-il un
pronostic si nettement articulé ? « Il fonde, dit-il, son
« induction sur l'étude des précurseurs qui nous
« ont annoncé la venue de l'homme de l'avenir et
« dont le plus illustre est Gœthe qui est peut-être

« (nous citons toujours) la plus parfaite ébauche de
« l'homme complet. Gœthe a résisté jusqu'au bout
« aux séductions du poison, et c'est déjà quelque
« chose. Ce qui en dit bien plus, c'est qu'il ne serait
« pas resté le grand Gœthe s'il avait fumé. Plus on
« l'observe de près, plus on vit intimement avec lui,
« et plus on achève de se persuader qu'entre un fu-
« meur et Gœthe il y a tout un abime. Autant
« imaginer Desdémone fumant une cigarette que
« Gœthe un cigare à la bouche. Il tomberait aussitôt
« de son piédestal..... » Mais, mais, dirai-je à
l'auteur, Gœthe s'est, sans aucun doute élevé bien
haut ; et pourtant il n'était pas encore si loin de la
terre qu'il n'ait cédé à quelque séduction.... Ce
n'est pas un reproche que nous faisons à sa mémoire.
« ni les écrits de Washington, ni ceux de Franklin,
« dit toujours l'auteur, ne sentent la pipe..... Les
« trois plus grands hommes de l'Amérique, Was-
« hington, Franklin et Jefferson n'ont sans doute
« jamais fumé. Deux américains célèbres, le docteur
« Nott, et John Quincey Adams, longtemps esclaves
« de la nicotiane, ont rompu avec elle et cessé de
« fumer. Ces noms peuvent être opposés à la
« liste des fumeurs illustres que nous donnions
« tantôt. »

En effet, quelques pages plus haut, l'auteur
comptait parmi les fumeurs des hommes non seulement d'une condition assez relevée, comme des
peintres, des sculpteurs, des rédacteurs, des pas-

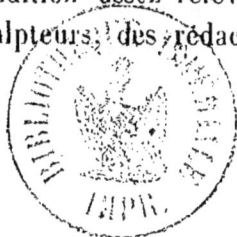

teurs, mais encore des hommes plus ou moins célèbres, tels que Charles Dickens, l'historien Prescott,
Byron, Milton, Locke, Raleigh, Addison, Bolingbroke,
Burns, Scott, Campbell, etc, etc.... et encore des
présidents des Etats-Unis, John Adams, John Quincy
Adams, le général Jackson etc. etc... « Il est très-
« probable, dit-il encore, que la majorité des
« médecins et des chirurgiens des Etats-Unis,
« au dessous de quarante ans, sont des fumeurs,
« avec le remords de donner le mauvais exemple
» aux étudiants qui en abusent. Cela du moins
« s'explique, dit-il toujours : Les médecins qui
« vivent de nos maladies ont un intérêt professionnel
« à propager un vice qui les aggrave toutes. » Ah !
Monsieur l'écrivain d'Amérique, vous n'eussiez pas
dit cela si vous aviez su que des médecins de toutes
les nations, et en grand nombre, ont écrit contre
l'usage du tabac ! Mais, encore, Monsieur, que de
contradictions vous eussiez évitées si vous aviez dis-
tingué parmi les fumeurs ceux qui abusent et ceux
qui usent sagement ; Vous auriez pu reconnaître que
c'est dans ces derniers que peuvent se trouver vos
hommes de distinction quoique fumeurs ; et que
ceux qui abusent peuvent tomber dans la crapule et
l'ivrognerie comme ceux qui abusent des spiritueux ;
car, il y a vraiment aujourd'hui deux sortes d'ivrognerie ; celle par l'abus des spiritueux, et celle par
l'abus du tabac, et ni dans l'une, ni dans l'autre le
talent ne se rencontre plus.

Un autre reproche et bien grave encore que notre
écrivain fait au tabac, c'est qu'il enlève et arrache
les hommes à la société des dames ! Et là il n'a pas
tort. « Clubs où les hommes s'entassent, dit-il,
« diners où les hommes s'invitent exclusivement
« entre eux, fuite des convives mâles au fumoir loin
« de la compagnie des dames, n'est-ce pas le
« cigare qui est responsable en première ligne de
« ces abominations ?..... Pauvre pays et bien dégé-
« néré, ajoute-t-il, que celui où les hommes
« préférant faire bande à part, ne recherchent plus
« la société des dames, ne voient plus là le charme
« de l'existence !... »

On voit par ce langage que les choses se passent en
Amérique comme chez nous.

Mais si je comprends bien l'auteur, les hommes
qui se séparent des femmes, d'abord pour se livrer
plus à leur aise à l'acte de fumer, s'en trouveraient
éloignés ensuite peu-à-peu, mais d'une autre manière,
par l'effet même du tabac. Ecoutez ce qu'il dit :
« Un des effets les plus subtils et les plus mystérieux
« du tabac sur les *mâles de l'espèce humaine* (ces
« derniers mots sont soulignés dans *le mémoire)* est
« de les désenchanter de la femme.... notre virilité
« s'émousse dans ce qu'elle a de plus délicat. Si
« nous ne devenons pas impuissants, nous tombons
« dans une continuelle torpeur. Nous regardons
« encore la femme avec une certaine curiosité, mais
« sans enthousiasme, sans élévation, sans respect
« de nous mêmes.... »

L'auteur semble attacher, et il a raison, une grande importance à ces effets du tabac qui éloignent l'homme de la femme. Citons encore : «Pour l'homme
« sain de corps et d'esprit (les fumeurs ne sont donc
« plus pour lui dans ces heureuses conditions !),
« pour l'homme sain de corps et d'esprit, la femme
« conserve toujours un attrait mystérieux et
« romanesque ; il ne l'interprète pas littéralement.
« La femme de son côté s'efforce toujours de rester
« un poëme ; elle ne se lasse jamais de donner de
« nouvelles éditions de sa personne et de varier la
« reliure. A moins d'être abattue et découragée sans
« retour par la misère ou par une superstition aveugle
« et étroite, elle ne renonce point à son rêve qui est
« de plaire et de charmer. C'est dans ce but que, sans
« trop savoir pourquoi, elle répare ou rafraîchit ses
« vieilles toilettes, ou se drape dans les plis d'une
« robe fraîche toujours nouvelle et attrayante. Un
« homme de mœurs honnêtes (ce serait à croire que
« pour l'auteur quiconque fume n'en est plus là)
« sympathise avec cette innocente coquetterie et
« subit volontiers un charme sans cesse renaissant.
« N'y avez-vous jamais cédé, ô vieux fumeurs,
« (vous savez Messieurs que c'est l'auteur qui parle)
« n'y avez vous jamais cédé, ô vieux fumeurs, quand,
« après avoir épuisé le chapitre des railleries et des
« épigrammes banales, vous jetiez enfin votre
« cigare pour aller rejoindre les dames, que vous
« les voyiez ou élégamment parées traverser les

« salons dans toute leur grâce, aux feux des
« lumières, ou réunies en groupes éblouissants ? Ne
« vous aperceviez-vous pas que vous veniez de
« traiter prosaïquement un sujet tout poétique ? Ne
« sentez-vous donc plus combien vous vous dégradez
« en vous plongeant dans un hébêtement sensuel, au
« lieu de revenir prendre votre place dans cette
« sphère enchantée ?» Il y a bien dans tout ce pathos
un peu d'exagération n'est-ce pas, Messieurs ?
Quoiqu'en dise l'auteur qui s'en défend quelques
lignes plus bas ?

Le fumeur perdrait aussi plus ou moins, selon lui,
le goût de la propreté, et, pour faire mieux ressortir
ce défaut. il met en parallèle l'aspect d'une chambre
de garçon où l'on vient de fumer et où il y a beaucoup de désordre et des crachoirs à demi pleins, avec
la chambre d'une jeune vierge qu'elle a laissée même
en désordre, où il n'y a cependant rien de terni,
rien de flétri, où le satin, les gants, le sac à ouvrage,
sont pleins de fraîcheur et semblent dire : *j'appar-
tiens à une femme bien née.*

Suivrons-nous l'auteur dans d'autres exagérations
quand il dit, par exemple, que l'habitude de fumer
émousse le sentiment des égards qu'on doit aux
autres; quand il rappelle cette formule en quelques
mots, d'Horace Greeley : « Dès qu'un homme se met
« à fumer, ce n'est plus un homme, c'est un pour-
« ceau, c'est à dire un animal mal-propre et un
« animal qui ne se gêne pour personne. » L'exagé-

ration nous semble patente ici encore , car ces hideuses peintures ne vont pas au commun des fumeurs, mais à ceux que plus haut nous appelions les ivrognes du tabac. Un exemple pourtant qui vient à l'appui de ce que l'auteur avance.

Un jeune voyageur, annonçant par sa mise et son ton l'aisance et la bonne compagnie, monte en wagon où nous étions déjà placés, une autre personne et moi. Le jeune voyageur, après nous avoir demandé si la fumée de tabac nous gênait, se mit à fumer dans une grosse pipe de luxe, et cela depuis Amiens jusqu'à la station de Breteuil. Il fumait d'abord doucement, proprement, paraissant se plaire à voir la fumée sortir de sa bouche en bouffées bien arrondies qu'éclairait un beau rayon de soleil. Il prenait part à la conversation et crachait par la portière. Mais à mesure que le narcotique faisait son effet, le fumeur s'appesantissait ; il ne nous parlait plus ; il ne crachait plus par la portière, mais bien dans l'intérieur de la voiture, sur de belles peaux d'animaux garnissant le plancher, et qui, par leur état de propreté, de confort, semblaient attendre quelques égards. Ah bien oui ! des égards ! il n'y en avait plus ni pour les personnes, ni pour les choses. Enfin le fumeur, complètement assoupi, offrait un visage dont les traits pendants et immobiles avaient quelque chose de l'ivresse. Ce jeune et beau fumeur, pendant une heure qu'il passa près de nous, me donna l'occasion d'une petite étude clinique que je viens d'essayer de refaire devant vous.

Mais depuis quelques pages déjà nous taxons
l'auteur d'exagération. Exagérer n'est autre chose
que de grossir dans la pensée et par l'expression ce
qui existe. Reconnaissons donc qu'il y a en petit,
chez tous les fumeurs, même chez ceux qui se
piquent de propreté, quelque chose de ce que
notre écrivain leur reproche avec hyperbole. Ainsi,
le fumeur le plus soigneux porte presque toujours
avec lui, et toujours à son insu, l'odeur du tabac.
C'est l'haleine qui l'exhale ; ce sont les doigts qui en
sont imprégnés ; c'est tout le vêtement qui, s'en
trouvant pénétré, entretient autour de lui une petite
atmosphère de tabagie qui le suit partout et per-
mettrait de le suivre à la piste. Cette odeur frappe
déjà les sens les moins délicats ; mais quand le
fumeur la porte avec lui dans un appartement qui,
comme le boudoir dont il est question plus haut, est
rempli de l'air pur et suave qui entoure la femme
bien élevée, elle peut alors devenir quelque chose
d'incommode tout le temps que dure la visite, et
même se prolonger encore quelque temps après. On
peut comprendre facilement que des hommes, par
ces seules causes, s'abstiennent de fumer. J'ai dans
l'esprit, mais comme un souvenir bien vague, qu'une
société de jeunes gens d'élite de Paris, qui trouvaient
leur mot de ralliement dans *le Figaro*, journal
littéraire de cette époque, avaient pris entre eux
l'engagement sérieux de ne jamais fumer, afin de n'être
exposés à aucun des inconvénients, (notre auteur

aurait dit : des saletés) qu'entraîne cet usage. Ont-ils réussi, ces jeunes hommes dans leur noble projet ? Je n'en entendis jamais parler ; et si leur société existe encore aujourd'hui que la vie sans la pipe ne paraît pas possible, elle doit être bien restreinte et former une bien petite église. J'ai appris récemment qu'à Paris il s'était formé une société du même genre, tendant au même but, et dont les associés sont pris dans la meilleure compagnie.

Mais l'auteur du mémoire exagère-t-il encore quand il dit qu'un des pires effets du tabac est de nous rendre insensibles à bien des ennuis, et de nous faire supporter ce que nous devrions combattre et vaincre ? « Les despotes et les tyrans, ajoute-t-il, « ont bien tort de changer la consommation du tabac « en un monopole lucratif : ils feraient bien mieux « de le distribuer pour rien, à titre de drogue qui « dispose un peuple à subir tous les jougs. »

Vous voyez, Messieurs, que l'auteur américain se rencontre cette fois avec le docteur Libermann dont nous avons analysé ici le travail sur les fumeurs d'opium, qu'il avait étudiés en Chine. Permettez-nous de rappeler nos paroles à ce sujet. « C'est ainsi, « disions-nous, que l'usage abusif de l'opium, en « dégradant les individus, a évidemment abâtardi la « nation chinoise, à ce point, qu'elle sera un jour ou « l'autre la proie de quelque conquérant. C'est ainsi « ajoutions-nous, (et ne peut-on pas le craindre ?) « que l'usage abusif du tabac, dont les effets nuisibles

« sont çà et là si bien constatés, sans avoir de
« conséquences aussi immédiatement désastreuses
« sur la plupart des peuples actuels, que protège
« d'ailleurs une vie luxuriante ; c'est ainsi, que cet
« abus, se généralisant de plus en plus doit néanmoins
« faire quelque tort à la richesse intellectuelle de
« ces peuples, et pourrait devenir aussi pour eux, à
« la longue, une cause de dégénération. »

(Extrait des Mémoires, de l'Académie de l'année
1865.)

Revenons au mémoire américain où nous trouvons
aussi la question d'argent. L'auteur estime que l'on
brûle du tabac annuellement, dans le monde connu,
pour cinq cent millions de dollars, ou deux milliards
six cent soixante dix millions de francs. Cinq cent
millions de dollars ! dit-il, pour un caprice pernicieux !
« Et toute cette inqualifiable dépense jetée aux
« vents, dit-il avec humeur, est prise sur l'épargne
« de l'humanité, sur le fonds précieux qui doit
« subvenir aux progrès et à la diffusion de la
« civilisation..... quand de honteuses allocations,
« mesquines, précaires, sont dispensées d'une main
« avare aux meilleures institutions.... quand, dans
« les villes, chaque homme n'a pas assez d'air, ni
« assez d'espace ; quand les institutions enseignantes
« sont dans de mauvaises conditions, les classes mal
« ventilées, les professeurs mal rétribués, quand les
« théâtres sont languissants, quand les bons livres
« qui peuvent faire de bons citoyens ne se vendent
« pas faute d'encouragements,... etc. etc. »

L'auteur, sans doute, après avoir espéré convaincre ses lecteurs, leur donne les moyens de ne plus fumer. Y renoncer n'est pas difficile pour le plus grand nombre, les sept dixièmes qui pourraient rompre brusquement avec cette habitude. Aux autres il conseille d'y employer le temps, une année, deux années. Voici, pour lui-même, comment il s'y prit : « Aux heures où je fumais d'habitude, dit-il, c'est « à dire quatre fois par jour, je pris d'abord un grand « verre de whiskey et d'eau. Ce fut l'affaire de deux « jours. Dès le troisième, je ne bus plus que trois « fois et deux fois le quatrième. Pendant la semaine « suivante, je bus un peu de whiskey, une fois dans « la journée, quand la tentation devenait dangereuse, « généralement après le déjeuner. Avant la fin de la « bouteille j'avais oublié pipe et liqueur, et je n'ai « plus eu envie d'y revenir. Je fumais pourtant « depuis trente ans. »

« Je crois avoir prouvé, dit l'auteur en finissant, « qu'on ne gagne rien à fumer. Quant à moi, dit-il « encore, je me trouve bien d'y avoir renoncé. Je « me porte mieux ; je me sens plus dispos ; j'ai « meilleure opinion de moi-même. Ma chambre est « plus propre. Le mauvais air de nos théâtres et « autres lieux publics me dégoûte davantage, mais il « m'éprouve moins. Bref, je suis plus content de « moi physiquement et moralement. Fumer est donc « une chose sans profit. Cesser de fumer est donc « une économie très-profitable »

Ces derniers mots de l'auteur, Messieurs, je les ai entendu dire par plus d'un fumeur corrigé.

Pour nous, qui ne voyons pas le mal si grand que le fait le mémoire, nous n'aspirons pas à déraciner l'usage du tabac ; nous voudrions seulement le modérer en en signalant les abus. Et c'est dans cette intention que nous verrions avec bonheur sortir une loi qui interdirait l'usage de la pipe aux tout jeunes gens et surtout aux enfants. Il y a déjà en Suisse des défenses administratives à ce sujet. Je lis dans le *Petit-Journal* du 31 octobre 1868 ce qui suit :

Le gouvernement du haut Unterwald, « se référant « à une ordonnance rendue auparavant, a fait « interdire l'usage du tabac à fumer et à priser aux « ressortissants du canton qui n'auraient pas atteint « leur dix-huitième année, et cela sous peine « d'amende pour les contrevenants, ou de la prison « pour ceux qui ne pourront payer. »

Si beaucoup de médecins ont pu arriver par le raisonnement à croire que les enfants dont le système nerveux prédomine ordinairement sur les autres systèmes, sont, par cela même, plus exposés à ressentir les mauvais et dangereux effets du tabac, le fait est démontré par l'observation et la pratique de chaque jour. M. le docteur Decaisne, que nous avons déjà cité dans un précédent mémoire, pour ses études sur l'usage du tabac, a donné à *la Gazette des hôpitaux* du 30 juin 1868, un autre travail sur le même sujet. Ayant eu l'occasion d'observer trente huit enfants de 9 à 15 ans, faisant un usage plus ou moins grand du tabac à fumer, il rapporte les effets sensibles qu'il a notés chez 27 de ces enfants. Voici les conclusions de son travail :

« 1ᶜ Quoique difficiles à apprécier chez tous les sujets, les effets pernicieux du tabac à fumer sur les enfants sont incontestables.

« 2ᵒ L'usage, même restreint, du tabac à fumer chez les enfants amène souvent des altérations du sang et les principaux symptômes de la choro-anémie : la pâleur du visage, l'amaigrissement, le bruit de souffle aux carotides, les palpitations du cœur, la diminution de la quantité normale des globules sanguins, les difficultés de la digestion, etc.

« 3ᵉ Le traitement ordinaire de la choro-anémie ne produit en général aucun effet tant que l'habitude persiste.

« 4ᵒ Les enfants qui fument accusent en général une certaine paresse de l'intelligence et un goût plus ou moins prononcé pour les boissons fortes.

« 5ᵒ Chez les enfants qui cessent de fumer, et qui « ne sont atteints d'aucune lésion organique, les « désordres de l'économie que nous venons de signaler « disparaissant souvent très promptement et presque « toujours sans laisser aucune trace. »

Messieurs, les points les plus saillants de cette lecture sont :

1ᵒ Que l'auteur du mémoire ayant pour titre *faut-il fumer?* sans être médecin, sans être aidé par les connaissances physiologiques et pathologiques, se rend parfaitement compte du plaisir que goûte le fumeur, et comprend les mauvais effets de l'usage du tabac ;

2° Qu'il exagère les effets pernicieux de cette substance, en les croyant beaucoup plus fréquents qu'ils ne sont en effet ;

3° Que, par conséquent, il se trompe en regardant comme voués fatalement à l'abaissement de l'intelligence et à la ruine ceux qui se livrent à cette pratique ;

4° Que, sur ce dernier point, il se met en contradiction avec lui-même quand il cite une foule d'hommes qui, quoique fumeurs, se sont illustrés dans les arts, dans la littérature et dans la direction des affaires soit politiques, soit commerciales ;

5° Qu'il a raison quand il reproche au tabac d'enlever les hommes à la société des dames ; et peut-être l'a-t-il encore quand il lui reproche d'être parfois antiaphrodisiaque ;

6° Mais il l'a certainement quand il le taxe de faire perdre le goût de la propreté ;

7° Qu'il l'a encore quand, en lui reprochant d'amollir les caractères, il peut selon lui faire beau jeu aux tyrans qui voudraient usurper le pouvoir ;

8° Qu'il agit sagement en faisant ressortir, en la déplorant, la dépense de tant de millions par l'usage du tabac, argent dont il est tant besoin pour améliorer le sort des sociétés ;

9° Que les conseils donnés par l'auteur aux fumeurs, pour se guérir de cette habitude, sont fort sages et faciles à suivre ;

10° Que, de notre côté, tout en voyant le mal, mais le voyant moins grand que ne le fait l'auteur, et n'espérant pas comme lui déraciner un usage qui, datant de plus de deux siècles, est devenu si général, nous chercherions des moyens de le modérer, soit par de sages avis qui en feraient connaitre les les dangers ; soit en l'interdisant anx enfants et aux jeunes gens âgés de moins de dix huit ans, par des lois ou des règlements administratifs comme on le fait déjà en Suisse ;

11° Que la nocuité du tabac pour les enfants surtout, déjà soupçonnée par la théorie, est enfin pratiquement démontrée par les observations du docteur Decaisne.

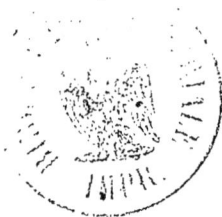

Amiens. — Imprimerie de E. YVERT, rue des Trois-Cailloux, 64.

www.ingramcontent.com/pod-product-compliance
Lightning Source LLC
Chambersburg PA
CBHW060506200326
41520CB00017B/4925